A User's Guide to Sida acuta, Sida cordifolia, and Sida rhombifolia:

How to Grow, Harvest, and Make Medicinals from the World's Best Herbal Antibiotics, Used by Millions of People Every Day, Top Ayurvedic Herbs, Protein-Rich Survival Plants, Superior Fiber, Grow Them with Your Tomatoes

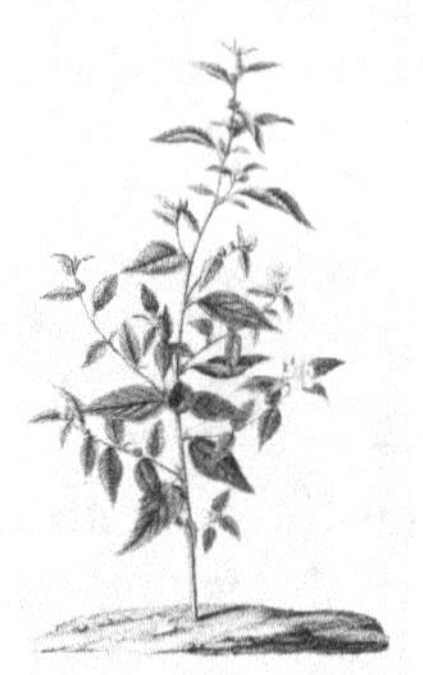

William Bruneau

WB, Publisher   Willits CA

Dedicated to my wife Betsy for proof-reading, astute editorial suggestions, and loving support.

To my good friend Beth who significantly edited my rough draft and made many outstanding suggestions that made this book as simple and as readable as possible. A nod to Dan Roberts who reminded me to KISS.

Photo credit: All pictures of Sida acuta are by the author.
Back cover: Sida cordifolia: Prashant Awale & Gurcharan Singh. S. rhombifolia: Dr. Subhasis Panda & Balkar Singh. I am deeply indebted to these members of the **efloraofindia Google group** (https://sites. google.com/site/ efloraofindia/) who have allowed me to use some of their magnificent photographs of Sida plants.
Title page: Sida-Moninckx, J., Moninck atlas, vol. 2 t. 1 (1682-1709).
Chapter Illustrations: S. Acuta-Cavanilles, A.J., Monadelphiae classis dissertationes decem, vol. 1(1) p. 15, t. 2, fig. 3 (1785). S. cordifolia & S. rhombifolia-Flore de Madagascar et des Comores, Malvaceìes, vol. 129 Malvacées, p. 147 (1956).

Disclaimer

I make no representations about the suitability or accuracy of the information in this book which was compiled from peer-review research, and some expert testimony, as accurately as possible. The information in this book is neither error-free nor comprehensive. It is provided "as is" without any warranty of any kind. The content of this book is for general information purposes only. The content should not be construed as medical advice or a professional medical opinion on any facts or circumstances. Information in this book is not guaranteed to be accurate or complete, and you should not rely on it to make any medical or other decisions. (Continued on back page)

William Bruneau, Publisher
email = bbruneau@bbruneau.com
website = www.bbruneau.com

More information on the genus Sida, photos, and links to photos are on my website (bbruneau.com). Books, posters, and naturally-grown Sida acuta seeds are available for sale as well. I hope to add seeds for Sida cordifolia and Sida rhombifolia to my website in the near future.

ISBN-13: 978-1717406880 ISBN-10: 1717406882

First Printing: May, 2018

MINHA GRATIDÃO

Pela Graça do Senhor Jesus que nos concede a vida eterna;
Pelo Amor de Deus que é a razão da nossa existência,
E pela Comunhão do Espírito Santo que nos torna dignos
de estarmos na presença de Deus.

"Portanto, Deus enviou o seu Filho ao mundo não para condenar o mundo, mas para que o mundo fosse salvo por meio dEle" (João 3:17). Jesus não é o responsável pela condenação de ninguém. Ele é o responsável pela salvação. E para nos tranquilizar, ainda mais, Ele declara, dizendo: "As minhas ovelhas ouvem a minha voz; Eu as conheço e elas me seguem. Eu lhes dou a vida eterna, e elas nunca perecerão; tampouco ninguém as poderá arrancar da minha mão" (João 10:27,28).

2

Se estamos pedindo algo para Deus e não recebemos o que pedimos; das duas, uma: Ou ainda não chegou o tempo de Deus, ou estamos pedindo com a motivação errada. E de acordo com o texto de Tiago 4:3, a nossa motivação não pode, em hipótese alguma, contrariar a vontade soberana de Deus.

3

A Bíblia está cheia de pérolas de sabedoria; o texto de Romanos 13:8-10 é uma delas. Reflita e tire suas conclusões sobre o que tem acontecido nestes últimos dias. Ao refletirmos, chegaremos à conclusão de que o problema da humanidade tem nome; chama-se "FALTA DE AMOR AO PRÓXIMO".

4

Há uma grande diferença entre ser dono de alguma coisa e ser administrador daquilo que lhe foi confiado. O texto de 1 Coríntios 10:26 coloca o homem no seu devido lugar. Resistir a esta verdade é uma grande tolice que traz, como consequência, a infelicidade.

Quer ter dias melhores? Seja grato a Deus em toda e qualquer circunstância (1 Tessalonicenses 5:18). A gratidão atrai a presença de Deus; a murmuração o afasta. Lembre-se de que Deus é soberano. Ele faz como quer e quando quer.

6

Em uma certa ocasião, Jesus queria transmitir um ensinamento sobre a humildade. Então, Ele começa a lavar os pés dos discípulos (João 13:4,5). Jesus poderia ter usado apenas palavras. E por que não o fez? A resposta é simples. É que a forma mais eficaz de ensinar algo para alguém é vivendo aquilo que se quer ensinar. Esta era a razão pela qual Jesus não ensinava nada que antes Ele não tivesse vivenciado.

Deus não deve nada a ninguém; nós é que devemos tudo a Ele. A vida, os bens que porventura adquirimos; tudo isso vem dEle. Não temos o controle de nossa existência aqui na terra; viemos porque Ele assim o permitiu, e permaneceremos até o dia que Ele quiser. Então, quer viver de forma sábia neste mundo? Reflita sobre o texto de Romanos 11:36 e seja ricamente abençoado.

8

A nossa vida terrena, do começo ao fim, é marcada por muitas lutas e grandes desafios. A pergunta é: a favor de que ou de quem estamos lutando? Ou ainda, contra o que ou contra quem estamos lutando? Reflita sobre o que diz o texto de 2 Coríntios 13:8 e tire suas conclusões; veja se realmente a sua luta vale a pena.

9

Fé e ansiedade não combinam. A fé nos leva ao sobrenatural de Deus; a ansiedade limita a nossa visão ao ponto de enxergarmos somente o problema. O texto de 1 Samuel 17 comprova isso. Enquanto Saul e o seu exército - dominados pelo medo e pela ansiedade - passaram 40 dias focalizando o tamanho do problema, um menino - dominado pela fé - faz com que aquilo que parecia ser um grande problema seja reduzido a nada em poucos minutos.

Por qual porta devo entrar? (Mateus 7:13,14). Quando estiveres diante de uma decisão a ser tomada, lembre-se de que nem toda porta te levará ao sucesso. Em momentos assim, que tal consultar Àquele que sabe tudo a teu respeito e que jamais te conduzirá ao fracasso? Tenha plena certeza de que Jesus jamais te levará a fazer algo que você venha arrepender-se depois.

Hebreus 11:6 diz que sem fé é impossível agradar a Deus. A pergunta é: que fé é essa a qual o texto se refere? Será que o simples fato de alguém abrir a boca para falar que tem fé é o bastante? Precisamos entender que a fé mencionada no texto de Hebreus é a mesma fé a qual Jesus faz referência em Mateus 7:21,22. Resumindo, a fé que não nos leva a fazer a vontade de Deus é morta e, portanto, não passa de palavras soltas ao vento.

12

Estás reclamando do quê? Leia 1 Timóteo 6:7-10 e tire suas conclusões. Acredito que o Espírito Santo tem algo a nos ensinar por meio desta palavra. Não faça aquela leitura superficial que muitas vezes costumamos fazer, mas reflita até sentir que Deus verdadeiramente falou com você.

13

Ensinando sobre como viver de forma sábia neste mundo, Jesus fala de duas casas: Uma edificada sobre a rocha e a outra construída sobre a areia (Mateus 7:24-27). Diante dos obstáculos, só uma resistiu e permaneceu de pé. Qual? Exatamente a que estava firmada na rocha. Casa, aqui, simboliza a nossa vida; a rocha é Cristo. O que aprendemos aqui? Aprendemos que todos passam por lutas, por momentos difíceis. Mas somente os que estão com a vida edificada em Cristo permanecem de pé. Como está a tua vida hoje? Se Jesus é a base, fica tranquilo! Tudo vai passar e no final você estará de pé porque Jesus é o nosso refúgio, a nossa fortaleza. NEle! Estamos seguros.

14

Em certa ocasião, Jesus foi interrogado acerca de uma mulher apanhada em adultério. A Lei era clara: ela deveria ser apedrejada, e a multidão estava prestes a fazer isso. Porém, ao ser interrogado, JESUS respondeu à multidão de maneira simples e objetiva: "aquele que estiver sem pecado, atire a primeira pedra". Pergunto: quantos o fizeram? Você conhece o texto e sabe que, depois de fazer uma reflexão de si mesmos, todos saíram cabisbaixo, pois todos eram pecadores. Portanto, não seja mais um no meio da multidão de apedrejadores. Ao invés disso, siga o exemplo de Jesus. Ele nos ensina a amar o próximo; a orar pelo próximo, a abençoar o próximo. Assim, verdadeiramente, seremos luz deste mundo; e o nome de Jesus será glorificado em nossa vida. Para concluir, reflita sobre Romanos: 12:14 e tire suas conclusões. Que Deus te abençoe!

15

Mateus 10:29 - Não se vendem dois pardais por uma moedinha de cobre? Mesmo assim, nenhum deles cairá sobre a terra sem a permissão de vosso Pai. Estás preocupado com o quê? Existe alguma coisa nesta vida que aconteça sem a permissão do Criador de tudo e de todos? Se você já entregou sua vida a Ele, fica tranquilo! Ele é o Senhor dos senhores e Rei dos reis. Isso significa que ninguém pode impedir que a vontade soberana de Deus prevaleça em qualquer tempo, circunstância e lugar. Portanto, tudo quanto Ele prometeu e está registrado nas Escrituras é real, verdadeiro e infalível. Não há homem, não há ser visível ou invisível que possa contrariar os planos de Deus nesta terra ou em qualquer parte do Universo. Não importa o que já aconteceu, está acontecendo ou ainda vai acontecer; tudo é dEle, por Ele e para Ele.

16

Assim como um termômetro serve para indicar se estamos ou não com febre, nossas ações e atitudes indicam como estamos espiritualmente. O texto de Gálatas 5:19-23 nos ensina sobre o que estamos sujeitos a fazer, quando motivados pela carne; o que é completamente diferente do que fazemos, quando motivados pelo Espírito Santo. Portanto, o modo como estamos agindo em meio às circunstâncias do dia a dia, revela quem está por trás de nossas motivações. Se o que estamos fazendo nos deixa com peso de consciência; com certeza, quem está por trás de nossas motivações não é o Espírito Santo.

17

O que tem ocupado a nossa mente no dia a dia pode ser a chave para o sucesso ou, por outro lado, para o fracasso. Se permitirmos que a nossa mente seja inundada por pensamentos maldosos e mensagens pessimistas - amplamente propagados pelas mídias sociais - estaremos carimbando o nosso fracasso antes mesmo de partirmos para a luta. Então, se queres andar de forma vitoriosa em todas as áreas da sua vida, comece a colocar em prática o que está escrito nesta pérola de sabedoria a seguir: Filipenses: 4. 8. (...) tudo o que for verdadeiro, tudo o que for honesto, tudo o que for justo, tudo o que for puro, tudo o que for amável, tudo o que for de boa fama, se houver algo de excelente ou digno de louvor, nisso pensai.

18

Depois da queda de Adão e Eva, não encontramos em lugar nenhum das Escrituras, Deus prometendo vida fácil aos seus filhos. Basta olhar para a trajetória de cada um dos escolhidos - homens segundo o coração de Deus - e vamos perceber que nenhum deles desfrutou de vida fácil aqui nesta terra. De Abraão até Davi; de Davi até Jesus, de Jesus e seus primeiros discípulos até chegar aos dias atuais; não vamos encontrar ninguém que possa dizer: obedeci a Deus e, em troca, Ele me deu vida fácil. Precisamos entender que as lutas, os desafios e obstáculos desta vida são necessários e eficazes para moldar o nosso caráter e para nos levar para o centro da vontade de Deus. Por esta razão, não devemos reclamar ou murmurar diante das lutas, obstáculos e desafios que chegam até nós; devemos sim, ser gratos a Deus e crê que tudo contribui para o nosso bem (Romanos 8:28).

19

O surgimento das redes sociais está diretamente ligado à necessidade que o homem tem de divulgar ou propagar tudo aquilo que ele faz ou deixa de fazer. Quando usadas com sabedoria, as tais redes sociais consistem numa ótima ferramenta a serviço da humanidade. Porém, quando usadas de forma irresponsável, os prejuízos à sociedade são incalculáveis. Famílias podem ser destruídas e o reino das trevas pode ser propagado. Então, que Deus nos dê graça e sabedoria para fazermos a diferença; compartilhando palavras, pensamentos e ideias que contribuam para o bem da sociedade, e nunca para o mal. Isso é o mínimo que podemos fazer para que o nome de Jesus seja glorificado. Romanos 12:18 - Empreendei todos os esforços para viver em paz com todos.

20

Filipenses 4: 12 - Sei bem o que é passar necessidade e sei o que é andar com fartura. Aprendi o mistério de viver feliz em todo lugar e em qualquer situação, esteja bem alimentado, ou mesmo com fome, possuindo fartura, ou passando privações. 13. Tudo posso naquele que me fortalece. Que Deus nos dê graça e sabedoria para chegarmos à maturidade a que Paulo chegou. Do contrário, teremos problemas quanto ao dinheiro em qualquer circunstância; seja na abundância ou seja na falta dele. Basta olhar para o que está acontecendo na sociedade atualmente e chegaremos à essa conclusão. Portanto, o problema não é se temos ou não dinheiro; mas sim, a falta de sabedoria para lidar com cada situação.

21

O que se passa em nossa mente é fator determinante para o sucesso ou para o fracasso. Instruído pelo Espírito Santo, Paulo declara ser necessário que haja uma renovação mental para que a nossa vida seja realmente agradável a Deus. Do contrário, continuaremos escravos de uma mente mundana e pecaminosa que nos leva a viver sempre na contramão da vontade de Deus. Isso consiste no pior de todos os fracassos; na pior de todas as derrotas. Leia Romanos 12:2 e tire suas conclusões.

22

José tinha sonhos; só não sabia como se daria a realização desses sonhos. Ao longo de sua jornada, José se deparou com situações indesejadas e que ele jamais imaginou vivenciá-las. A traição dos irmãos ao lançá-lo em uma cova e depois vendê-lo a pessoas estranhas; isso não estava nos planos do jovem sonhador. E assim, foi acontecendo; uma pancada atrás da outra. Traído e vendido pelos irmãos; o seu isolamento da família, os anos de escravidão no Egito e, como se não bastasse, José ainda teve que engolir o fato de ter sido acusado e condenado por um crime que ele nunca cometeu. Então vieram os anos amargos na prisão. A pergunta é: o que se passava na mente de José diante de tanta situação indesejada? Uma coisa é certa: não foi nada fácil para aquele jovem sonhador. Mas... quando pensavam que o cárcere seria a última residência de José; de repente, todos são surpreendidos ao tomarem conhecimento do fato inusitado que acabara de ser divulgado pela imprensa egípcia: um escravo hebreu que estava condenado a passar o resto de seus dias na prisão; agora desfila, em uma carruagem real, como o segundo homem mais importante de toda a terra do Egito. Qual a explicação para tudo isso? O texto de Isaías 55:8-11 tem a resposta. Leia e seja abençoado com o que Deus quer te revelar por meio desta Palavra.

23

Não tenha medo dos desafios que surgem em sua vida; basta olhar para as Escrituras e encontraremos testemunhos impactantes de homens e mulheres que foram promovidos à medida que enfrentavam os inúmeros desafios que chegavam até eles. O que dizer, por exemplo, de Abraão? Que desafio Deus usou para promovê-lo? (Génesis 22:1-19). E o que dizer de Davi? Por meio de qual desafio ele foi promovido? (1 Samuel 17:32-58). E assim poderíamos falar de vários outros testemunhos de fé; todos eles comprovam que quanto maior o desafio, maior a oportunidade de promoção e reconhecimento. Então, passe a olhar os desafios que surgem em sua vida como oportunidades de promoção, bênçãos e reconhecimento. Pois é assim que Deus age quando quer promover alguém.

24

Deus tem a pessoa certa, na hora certa e no lugar certo para tudo o que Ele deseja realizar. As Escrituras comprovam isso através de centenas de testemunhos que o Espírito Santo fez questão de registrá-los. Por exemplo, Jesus havia dito a Pedro que este o negaria publicamente. Então, no momento oportuno, alguém pergunta a Pedro se ele era discípulo de Jesus. Diante da pergunta, por três vezes, Pedro negou a Jesus; exatamente como o Senhor havia declarado anteriormente. Quem conhece o texto sabe que quem fez a pergunta foi uma simples empregada. Então, para que a Palavra de Jesus, a respeito da traição de Pedro, fosse cumprida, aquela mulher estava no lugar certo e na hora certa; até o galo que cantou, logo após a última negação de Pedro, não estava ali por acaso. É bom lembrar que o galo não cantou antes do momento que Jesus havia determinado, mas exatamente no lugar e no momento certo. O que isso significa? Significa que a Palavra do nosso Deus é infalível; significa que Ele tem o controle de todas as coisas e que tudo contribui para a concretização daquilo que Ele planeja realizar. Portanto, nada nem ninguém pode frustrar os planos de Deus para a sua vida; Ele está acima de tudo e de todos.

25

Diante de Jesus, não há necessidade de palavras bonitas nem de enrolação; o que precisamos mesmo é de fé. O texto de Mateus 8:5-13 comprova isso. O centurião não era judeu, mas tinha fé; e isso foi o bastante para que o seu problema fosse resolvido. Ele não era um dos doze e, portanto, não tinha intimidade com Jesus. No entanto, diante do seu problema, ele acreditou que Jesus seria a solução e, cheio de fé, fez a seguinte declaração para Jesus: "Senhor, não sou digno de receber-te sob o meu teto. Mas dize apenas uma palavra, e o meu servo será curado". Isso foi o suficiente. Nada de arrodeios, rituais ou palavras difíceis; apenas fé.

26

Provérbios 3:17 - Os caminhos da sabedoria são veredas agradáveis, e todas as suas trilhas conduzem à paz. Como saber se estamos ou não agindo com sabedoria? O texto de Provérbios orienta-nos quanto a isso. Se o que estamos fazendo é agradável, não nos traz nenhum peso de consciência e contribui para que haja paz em nossa vida; então, podemos afirmar, com toda convicção, que estamos sim agindo com sabedoria.

27

Dez leprosos se aproximaram de Jesus e clamaram por misericórdia. Conhecendo a fama de Jesus, eles esperavam pelo milagre da cura imediatamente. Porém, isso não aconteceu. Jesus, simplesmente, disse: "Ide e mostrai-vos aos sacerdotes". Não era essa a palavra que os leprosos desejavam ouvir. A expectativa era outra. Mesmo contrariados, aqueles homens resolveram obedecer à Palavra do Mestre; e foi a melhor coisa que fizeram. Pois foram surpreendidos pelo milagre da cura, logo que começaram a dar os primeiros passos em direção ao destino indicado por Jesus. É isso que acontece quando obedecemos e não questionamos a Palavra do Mestre. Milagres! Podem acontecer a qualquer momento.

28

Deus não abre mão dos princípios que Ele mesmo estabeleceu para o bom andamento do Seu Reino. Dentre esses princípios, estão o amor, a verdade, a honestidade e a justiça (Filipenses 4:8). O Espírito Santo jamais nos conduzirá na contramão desses princípios. Então, como pode um discípulo de Jesus fazer da mentira um hábito de vida? Como pode um discípulo de Jesus viver na prática de ações desonestas o tempo todo? Como pode um discípulo de Jesus sentir prazer ao cometer injustiças contra o seu próximo? Quem assim procede está se alimentando espiritualmente de qualquer outra fonte, menos do Espírito Santo.

29

Quando os israelitas estavam diante do Mar vermelho, Deus ainda não tinha realizado o milagre de abrir um caminho no meio do mar para que o povo pudesse passar. O caminho já existia aos olhos de Deus; porém os israelitas só enxergavam água à sua frente e Faraó com o seu exército logo atrás. Talvez, muitos se perguntaram: onde está Deus? Por que nos trouxe aqui? Aos olhos humanos, Israel estava sem saída; seria só uma questão de horas e tudo estaria acabado. É exatamente em momentos assim que Deus chega e mostra porque Ele é conhecido como o Deus do impossível. Confirmando a Sua Palavra, Deus abriu o mar e fez o Seu povo passar por um caminho, antes desconhecido, mas que se tornou visível quando o povo recebeu ordem para marchar. Que lição aprendemos aqui? Aprendemos que não fomos chamados para questionar Deus; não devemos murmurar nem entrar em desespero em hipótese alguma. Pois, embora sejamos falhos, limitados e imperfeitos; o nosso Deus está acima de tudo e de todos e, portanto, aquilo que parece impossível, torna-se possível ao simples comando de Sua voz.

30

Certa vez, interrogado pelos fariseus sobre quando se daria a vinda do Reino de Deus, Jesus lhes explicou: "Não vem o Reino de Deus com visível aparência. Nem haverá anúncios: 'Ei-lo aqui!' Ou: 'Lá está!'. Pois o Reino de Deus já está entre vós!" (Lucas 17:20,21). Conforme mostra o texto, os fariseus esperavam algo a mais. A presença de Jesus era insignificante para aquele grupo de religiosos incrédulos. Pessoas estavam sendo libertas de toda espécie de males, mas isso não era suficiente; os fariseus queriam mais. A simplicidade de Jesus era uma afronta ao luxo ostentado pelos hipócritas que se diziam representantes de Deus aqui na terra. O tempo passou e chegamos aos dias atuais. A pergunta é: o que Jesus declarou, quanto ao Reino de Deus, continua de pé nos dias atuais? Os princípios são os mesmos? O texto de Hebreus 13:8 tem algo a nos dizer sobre isso: "Jesus Cristo é o mesmo, ontem, hoje e eternamente!"

31

Refletindo sobre o que está acontecendo no Brasil, muita coisa vem à nossa mente. São muitas indagações sobre o por quê de tudo isso; sobre as causas que contribuíram para que o nosso Brasil chegasse à beira de um colapso. Pensando sobre tudo isso, procurei orientação nas Escrituras, na tentativa de entender o que está acontecendo e, pela graça de Deus, encontrei a resposta. Cheguei à seguinte conclusão: Para realizar a sua obra, aqui na terra, Satanás só precisa fazer uma coisa: corromper o nosso caráter; ficando o resto por nossa conta. Caráter tem haver com verdade, tem haver com honestidade, tem haver com justiça. E isso é fundamental para o bom andamento de qualquer sociedade. Em resumo, quando Satanás corrompe o caráter de alguém - e ele é mestre em fazer isso - mais um instrumento da maldade é lançado na sociedade. A pergunta é: o que produz um mau-caráter? Basta olhar para o que está acontecendo em cada sociedade, e vamos entender o que uma pessoa com o caráter corrompido é capaz de fazer. Não é em vão a declaração de Jesus, quando ele diz no texto de Mateus 7:16,17: "Pelos seus frutos os conhecereis. É possível alguém colher uvas de um espinheiro ou figos das ervas daninhas? Assim sendo, toda árvore boa produz bons frutos, mas a árvore ruim dá frutos ruins"

32

Há um propósito em tudo o que Deus faz. O texto de João 11:1-44, o qual faz referência ao milagre da ressurreição de Lázaro, é uma prova concreta de que Deus tem um propósito para todas as coisas. A demora em atender ao pedido de Marta e Maria foi o suficiente para que a enfermidade de Lázaro o levasse à morte; e Jesus estava consciente de que isso iria acontecer. Em momento algum, Ele perdeu o controle da situação. Poderia ter sido diferente se Jesus quisesse, mas Ele não quis. O propósito não era realizar o milagre da cura, mas sim o milagre da ressurreição. Daí a explicação do por quê da demora de Jesus ao atender o pedido das irmãs de Lázaro. Ele estava no controle o tempo todo. As preocupações, o desespero, a insegurança e o sofrimento das irmãs de Lázaro; nada disso alterou o propósito de Deus naquela situação. Do jeito que Ele planejou aconteceu. Assim é na nossa vida; há um propósito para todas as coisas que passamos e que ainda iremos passar. Ele é Deus, e de acordo com o texto de Romanos 11:36, tudo é dEle, por Ele e para Ele.

33

Ainda não encontrei nas Escrituras algum texto em que Jesus estimule a alguém a fazer o mal contra o próximo. Ao contrário, Ele ensina a amar o próximo, a perdoar o próximo, a ajudar o próximo. Ao ser crucificado naquela cruz, Jesus deu provas suficientes de que realmente os Seus ensinamentos não eram simples palavras soltas ao vento, mas um exemplo de vida a ser seguido. Verdade, justiça, sinceridade, honestidade e honra são marcas do caráter de Cristo e, consequentemente, devem ser as marcas do caráter de todo aquele que diz ser discípulo de Jesus. Falar em nome de Deus e não viver esses princípios ensinados por Jesus, não passa de uma grande hipocrisia. Evangelho é vida; a vida de Cristo em nós. Se o que dizemos - em nome de Deus - está sendo confirmado por ações e atitudes, verdadeiramente seremos reconhecidos como discípulos de Jesus.

34

"A paz de espírito é saúde para o corpo, (...)" (Provérbios 14:30). Na busca pela satisfação pessoal, pela autoestima elevada e pela felicidade, todo ser humano deveria, antes de qualquer coisa, buscar a paz de espírito. Infelizmente, a maioria de nós seres humanos despreza este princípio de Provérbios 14:30; não entendem que de nada adianta cuidar daquilo que é externo se o interior está pedindo socorro. O texto é claro: a paz de espírito é determinante para que se tenha um corpo saudável. Não é por acaso o texto de Mateus 6:33, no qual Jesus nos aconselha, dizendo: Buscai, assim, em primeiro lugar, o Reino de Deus e a sua justiça, e todas essas coisas vos serão acrescentadas. Essa é a receita para uma vida próspera e abençoada em todos os sentidos. Se vamos ou não colocar em prática, isso é uma questão particular de cada um.

35

Muitas têm sido as discussões a respeito dos ensinamentos contidos no Velho Testamento. Várias são as interpretações dadas pelo homem quando se trata de cumprir ou não cumprir os mandamentos instituídos na Antiga Aliança. Mas afinal, o que significa cumprir a Lei? O que significa viver segundo à orientação dada pelos Profetas do Velho Testamento? Enquanto o homem procura complicar as coisas, a resposta de Jesus é bem simples: "Portanto, tudo quanto quereis que as pessoas vos façam, assim fazei-o vós também a elas, pois esta é a Lei e os Profetas" (Mateus 7:12). Sempre valerá a pena parar para ouvir o que Jesus tem a nos dizer. Com Ele não tem heresia nem enrolação; em apenas um versículo, Ele consegue resumir o que foi dito em 39 livros do Velho Testamento.

36

A Bíblia está cheia de promessas. A pergunta é: a quem se destinam tais promessas? Em Mateus 11:28, Jesus nos diz: "Vinde a mim, todos os que estais cansados e oprimidos, e eu vos aliviarei". Não importa se você é pobre ou rico, preto ou branco, religioso ou não; o convite de Jesus se dirige a "todos". Não importa qual seja o seu problema, a palavra de Jesus é clara e objetiva: "...Eu vos aliviarei". Por um instante, pense no caráter e na credibilidade de quem fez essa promessa. Ao lembrar do que Jesus foi capaz de fazer por cada um de nós, chegaremos à conclusão de que realmente vale a pena acreditar em suas promessas. Ele é fiel para cumprir cada uma delas.

37

Ansiedades, riquezas e os prazeres desta vida são os principais responsáveis por sufocar a Palavra de Deus na vida de qualquer ser humano. Essa foi a conclusão a que Jesus chegou quando dava explicações sobre a parábola do semeador (Lucas 8:14). Isso exige de cada um de nós uma reflexão: o que tem sido prioridade em nossa vida? Qual tem sido o carro-chefe de nossas buscas? Se estamos ansiosos na busca por riquezas para vivermos os prazeres desta vida, até que ponto isso realmente vale a pena? Porventura, as riquezas e os prazeres desta vida podem nos garantir a vida eterna? Porventura, as riquezas e os prazeres desta vida nos tornam pessoas melhores e mais próximas de Deus? Acredito que o alerta de Jesus em Lucas 8:14 é suficiente para que cada um tire suas conclusões.

38

"Tu, porém, quando orares, vai para teu quarto e, após ter fechado a porta, orarás a teu Pai, que está em secreto; e teu Pai, que vê em secreto, te recompensará plenamente" (Mateus 6:6). Essa é a orientação do próprio Deus. Mas a pergunta é: Temos feito isso? Com quem estamos compartilhando as nossas dores e sofrimentos? Com quem estamos compartilhando nossos sonhos? Diante do que Jesus diz em Mateus 6:6, qual deve ser a nossa atitude? Continuar mandando recado por outras pessoas; como se Deus estivesse a quilômetros de distância? Que o Espírito Santo ilumine a nossa mente, o nosso coração até o ponto de mudarmos de atitude quanto ao modo de falarmos verdadeiramente com Deus.

39

"Portanto, Deus enviou o seu Filho ao mundo não para condenar o mundo, mas para que o mundo fosse salvo por meio dele" (João 3:17). A pergunta é: Como pode alguém se levantar contra Aquele que é a porta para a vida eterna? Infelizmente, muitos têm feito isso. São pessoas que se acham autossuficientes e, portanto, não reconhecem o seu estado de condenação causada pelo pecado. O texto de João 3:17 é claro: Jesus não veio para condenar ninguém; ao contrário, Ele veio salvar todos os que se encontram condenados pelo pecado. Aceitar ou rejeitar esta verdade é uma decisão pessoal de cada ser humano. A verdade que liberta está disponível a todos. Cabe a cada um decidir onde quer passar a eternidade. Uma coisa é certa: se queremos vida eterna, o caminho é Jesus.

40

Caráter e honra. Isso tem a ver com honestidade, integridade, verdade e justiça. Refletindo sobre este tema, encontrei um texto em que o próprio Deus faz questão de mencionar o porquê de Jó ser alguém digno de respeito e consideração. Tratava-se de um homem íntegro, justo, honesto e verdadeiro (Jó 1:8). A pergunta é: por que Deus fez questão de destacar tais virtudes ao se referir a Jó naquela ocasião? Por que Deus não priorizou os bens de Jó, deixando o caráter em segundo plano? Jesus responde, dizendo: "Buscai, assim, em primeiro lugar, o Reino de Deus e a sua justiça, e todas essas coisas vos serão acrescentadas" (Mateus 6:33). Jó vivia segundo esse princípio de sabedoria. E nós? Como estamos vivendo? Que cada um reflita sobre suas atitudes e tire suas conclusões. Uma coisa é certa: Deus não mudou. Seus princípios são imutáveis. Caráter e honra continuam sendo um diferencial na vida de qualquer ser humano.

SOBRE O AUTOR

JP Suassuna é graduado em Letras/Língua Portuguesa
e pós-graduado em Literatura e Estudos Culturais
pela Universidade Estadual do Rio Grande do Norte (UERN).
O mesmo é o autor de "**O Segredo de Jó**"
cuja publicação se deu em 2016.
"Reflexões de JP Suassuna"
é o primeiro volume
de uma série de reflexões do Autor.

www.ingramcontent.com/pod-product-compliance
Lightning Source LLC
Chambersburg PA
CBHW070224260726
48658CB00006BA/2157